DE

L'AMPUTATION

SOUS-ASTRAGALIENNE

PAR

LE DOCTEUR MARLIER

de Bruyères (Vosges)

ÉPINAL
IMPRIMERIE VOSGIENNE, RUE DE LA CALANDRE, 9,
1894

DE

L'AMPUTATION

SOUS-ASTRAGALIENNE

PAR

LE DOCTEUR MARLIER

de BRUYÈRES (Vosges)

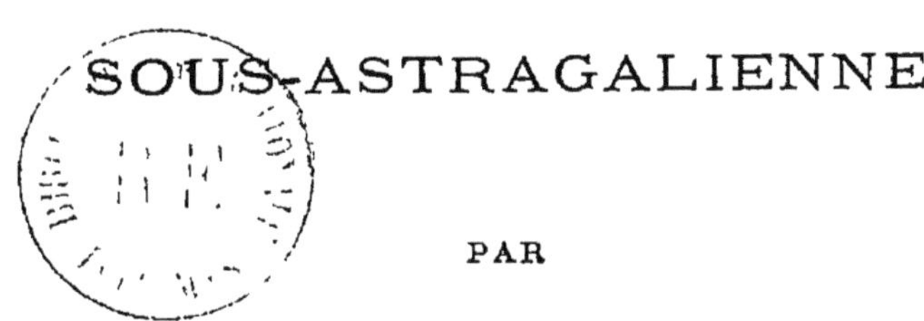

ÉPINAL

IMPRIMERIE VOSGIENNE, RUE DE LA CALANDRE, 9,

1894

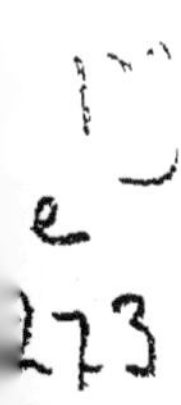

DE L'AMPUTATION SOUS-ASTRAGALIENNE

PAR

LE DOCTEUR MARLIER

de Bruyères (Vosges)

Peu d'opérations chirurgicales ont eu le sort de la désarticulation sous-astragalienne. Favorablement accueillie par les chirurgiens à sa naissance, elle est peu à peu tombée en discrédit. Pour s'en convaincre, il suffit de rechercher dans les annales de la science les observations publiées depuis l'époque où Malgaigne l'accrédita (1846) jusqu'aujourd'hui. Je n'ai pas la prétention de dresser dans ce modeste travail le bilan exact des succès et des revers de cette opération toute française; des voix plus autorisées que la mienne ont plaidé sa cause. Qu'il me suffise à ce propos de rappeler les noms de MM. les professeurs Gross (*Thèse d'agrégation de Strasbourg*, 1869), Chauvel (*Valeur relative des amputations sous-astragalienne, tibio-tarsienne et sus-malléolaire. Bulletins de la Société de chirurgie*, t. VII, p. 291), et Maurice Perrin (*De la valeur clinique de l'amputation sous-astragalienne, Bulletin de Thérapeutique*, 1875, p. 387). Mon but est simplement d'apporter un document à son étude en relatant quelques faits inédits que je dois à l'obligeance de mon excellent ami le docteur Vautrin, professeur agrégé à la Faculté de Médecine de Nancy.

De leur analyse ressortira un fait : la valeur réelle de l'amputation sous-astragalienne au point de vue de ses résultats immédiats et consécutifs, et sa supériorité sur celle de Chopart en particulier.

Proposée par de Lignerolles à Velpeau, qui a enregistré dans ses *Eléments de médecine opératoire* (1839) la possibilité de conserver l'astragale et les malléoles, l'amputation sous-astragalienne est restée à l'état de projet jusqu'en 1841, date de la première opération de Textor, de Wissembourg, dont les détails manquent absolument, de sorte qu'il est permis de supposer avec M. Vaquez (*Thèse de Paris*, 1859) que le chirurgien allemand s'est contenté de favoriser le travail de la nature dans un cas de gangrène. En 1846 paraît le mémoire de Malgaigne dans le *Journal de chirurgie*, t. IV, page 97. C'est à lui que revient l'honneur d'en avoir donné une description vraiment scientifique au point de vue du procédé opératoire, du choix du lambeau et des bons résultats qu'elle est susceptible de fournir.

M. Maurice Perrin ayant eu l'occasion de la pratiquer avec un plein succès au point de vue des résultats immédiats et consécutifs, s'efforça de la réhabiliter *(mém. cité)*. Le professeur du Val-de-Grâce enregistre avec soin le nombre des désarticulations sous-astragaliennes pratiquées de 1848, date de la deuxième opération de Malgaigne, à 1860, et comptées dans les statistiques de MM. Gross et Chauvel; il en trouve vingt-huit.

Depuis cette époque on ne rencontre plus, dit-il, dans les recueils scientifiques que de rares observations. Les quelques recherches auxquelles je me suis livré me forcent à répéter aujourd'hui ce que 'M. Perrin écrivait en 1875 et à déplorer avec lui le discrédit dans lequel semble ensevelie une opération digne, je crois, d'un meilleur sort. En 1876, la discussion s'engage à la Société de chirurgie *(Séance du 1er mars)* entre MM. Panas et Perrin au sujet de la valeur comparative des amputations tibio-tarsienne et sous-astragalienne, M. Panas ayant pratiqué la première de préférence à la seconde, en raison, dit-il, de « la gêne fonctionnelle qui suit l'amputation sous-astragalienne ». Le procédé employé par ce chirurgien fut celui de Syme, modifié par lui en ce sens qu'il ne fit tomber avec la scie que la pointe de la malléole externe sans toucher à l'interne ni au plateau tibial. Son opéré eut cependant des fusées purulentes entre les couches musculaires superficielles et profondes de la face postérieure de la jambe et ne fut guéri que trois mois après. A sa sortie de l'hôpital il marchait à l'aide d'un appareil portant sur le talon, mais prenant un point d'appui sur la cuisse et la jambe. M. Perrin rappelle à ce sujet que la sous-astragalienne est moins grave et donne d'excellents résultats : il cite les statistiques de MM. Gross et Chauvel, qui donnent pour la sous-astragalienne une mortalité de 5.88 0/0, tandis que celle-ci s'élève à 16.25 0/0, suivant Chauvel, et à 15.21, suivant Gross, pour la tibio-tarsienne.

Quant aux résultats fonctionnels, à la suite de la sous-astragalienne on ne compte que 3 insuccès sur 18 opérations suivant Chauvel, 2 sur 14 suivant Gross, tandis que de 79 opérés par la désarticulation tibio-tarsienne, 25 ne pouvaient marcher sur leur moignon. En 1880, M. Fontan fait paraître dans les *Archives de Médecine navale* une observation d'amputation sous-astragalienne suivie de guérison et compare le résultat définitif avec celui de deux autres désarticulations : la tibio-tarsienne et celle de Pirogoff. Dans l'observation relatée par M. Fontan on pratiqua la sous-astragalienne pour une tumeur blanche du tarse : pansement à l'alcool, réunion par première intention. Marche définitive après trois mois. Treize mois après, le raccourcissement n'était plus que de deux centimètres et demi. La mobilité de l'astragale fut non-seulement conservée, mais encore augmentée, car cet os est devenu le point d'attache des muscles sectionnés. Cette mobilité, ajoute l'auteur, est *plus utile que nuisible*, car elle permet quelques-uns des mouvements propres du pied et rend la marche plus complète qu'avec le plateau tibial.

La désarticulation tibio-tarsienne, au contraire, avec résection des malléoles, pratiquée selon le procédé de J. Roux, a donné chez un deuxième malade un résultat bien inférieur. Marche difficile après six mois, raccourcissement de *6 centimètres* ; le moignon offre une saillie externe qui est le véritable point d'appui de la marche et est mobile sur le tibia ; les mouvements imprimés au tibia s'y communiquent. Une désarticulation de Pirogoff fut pratiquée (procédé Pasquier modifié par Le Fort) : on ne fit pas la suture osseuse tentée avec succès par Pasquier ; l'élimination de nombreux séquestres retarda la marche définitive au-delà du troisième mois : raccourcissement de 5 centimètres 1/2.

En somme, la guérison de l'amputation sous-astragalienne a été plus rapide ; c'est elle qui a donné le moindre raccourcissement et la surface plantaire la plus considérable.

Le *British Medical Journal* (février 1887) relate une observation de Hayes qui pratiqua la sous-astragalienne pour un épithélioma du pied. Incision avec lambeau plantaire, guérison au bout d'un mois sans accidents : le malade marche au bout de trente jours sans béquilles : le moignon est bon, large et solide, et les mouvements de l'article tibio-tarsien sont conservés.

La désarticulation sous-astragalienne ne laissant du pied que l'astragale, le couteau devra successivement séparer cet os de ses attaches avec le scaphoïde et avec le calcanéum.

La première de ces articulations est facile à ouvrir, car ses moyens d'union ne se composent que de bandelettes fibreuses allant du col de l'astragale aux faces dorsale et plantaire du scaphoïde : la seconde est, au contraire, beaucoup plus difficile, les surfaces étant maintenues en rapport par de puissants ligaments. La face supérieure du calcanéum présente deux surfaces dont l'une, plus grande, externe et postérieure, située sur le corps même de l'os, est légèrement convexe dans le sens antéro-postérieur ; l'autre, plus petite et légèrement concave, supportée par la petite apophyse du calcanéum. Ces deux surfaces sont séparées par une gouttière rugueuse qui constitue, avec la gouttière semblable de la face inférieure de l'astragale, le sinus du tarse.

Du côté de la face inférieure de l'astragale nous trouvons deux surfaces encroûtées de cartilage et dont la conformation réciproque est inverse de celles décrites au calcanéum,

L'articulation astragalo-calcanéenne étant double, deux capsules unissent les deux os : l'une postérieure, très mince, réduite presque à la synoviale, emboîte les surfaces articulaires astragalo-calcanéennes postérieures: elle est renforcée par quelques faisceaux fibreux irréguliers dont l'un, plus constant *(ligament calcanéo-astragalien postérieur)*, va du tubercule externe de la gouttière du long fléchisseur propre du gros orteil à la face supérieure du calcanéum. Très mince également est la capsule astragalo-calcanéenne antérieure qui manque même tout à fait en avant où l'articulation communique librement avec celle du scaphoïde et de la tête de l'astragale.

Mais le principal moyen d'union entre l'astragale et le calcanéum est représenté par une forte masse de tissu fibreux qui remplit le sinus du tarse s'insérant aux gouttières anfractueuses des faces inférieure de l'astragale et supérieure du calcanéum : c'est *le ligament calcanéo-astragalien interosseux.* Ce ligament ne peut être atteint que par le côté externe de la jointure où la rainure sous-astragalienne assez évasée permet d'introduire à plat et horizontalement la pointe du couteau.

Les parties molles à utiliser pour la confection du lambeau destiné à recouvrir l'astragale sont évidemment celles de la face interne, lieu de passage des vaisseaux et du nerf tibial postérieur, et celles de la plante du pied bien matelassée pour supporter le poids du corps. Ces dernières sont alimentées par les artères plantaires qui fournissent aussi l'irrigation sanguine au calcanéum.

Les tendons fléchisseurs qui se rendent de la face postérieure de la jambe à la plante du pied en passant derrière la malléole interne dans le creux calcanéen devront aussi faire partie du lambeau. On les ménagera dans la dissection, le couteau glissant parallèlement à eux de façon à ne pas sectionner les vaisseaux avant d'avoir atteint les limites du lambeau. Malgaigne, à l'époque où il pratiqua sa première désarticulation sous-astragalienne, dut, malgré ses préférences pour le lambeau interne, qu'il appelait déjà alors « procédé normal » et qu'il utilisa dans la suite, employer un lambeau dorsal, l'état des parties molles internes et plantaires ne lui ayant pas permis de confectionner un lambeau.

Maisonneuve se trouva dans le même cas en 1849.

Il y eut gangrène du lambeau chez l'opérée de Malgaigne : il fut trop court chez celle de Maisonneuve, et malgré cela le résultat fut loin d'être absolument défectueux, puisque la malade de Malgaigne pouvait, après trois mois, marcher avec une simple bottine munie d'un talon élevé de 1 centimètre et suffisant à cacher la difformité.

L'opérée de Maisonneuve chez qui ce chirurgien avait pu conserver un peu de la peau plantaire au côté interne du pied put marcher très facilement et masquer sa difformité à l'aide d'une bottine ordinaire, munie seulement d'un léger coussin dans la région correspondant au talon.

Baudens employa un lambeau externe. Il ne paraît avoir été imité par personne, et à juste raison ; un tel procédé étant absolument incapable d'aboutir au résultat cherché, c'est-à-dire un moignon bien nourri et suffisamment épais.

Les procédés à lambeaux dorsal ou externe sont donc mauvais et ne méritent que les noms de procédés de nécessité.

M. Leroy, chirurgien militaire, ayant pratiqué pendant la guerre de Crimée la sous-astragalienne pour un coup de feu et mis en usage un lambeau antéro-interne, vit survenir chez son opéré une suppuration des gaînes tendineuses et une nécrose partielle du tibia : la déambulation fut difficile, une ankylose de l'astragale en extension força son malade à marcher sur la tête de cet os. Les conditions défectueuses dans lesquelles se trouvaient les blessés de la guerre de Crimée au point de vue de la réussite des opérations chirurgicales suffisent amplement à nous rendre compte de ce succès incomplet. L'ankylose qui a amené la marche pénible est plutôt le résultat du coup de feu que de l'acte opératoire lui-même. M. Leroy a pris son lambeau où il a pu et l'a mieux choisi que d'autres chirurgiens n'opérant pas, comme lui, sous le feu de l'ennemi.

J'arrive maintenant aux procédés à employer lorsque les lésions pathologiques le permettront. Dérivés de celui que J. Roux, de Toulon, imagina pour la désarticulation tibio-tarsienne, ils conservent un lambeau plantaire à base interne et postérieure et ne diffèrent guère que par les dimensions données à ce dernier.

Nélaton appliqua le premier le procédé de J. Roux à la sous-astragalienne, en 1852. Sa première opération avait été précédée des recherches de Verneuil.

Le procédé de Nélaton est le suivant : du milieu de l'espace compris entre le tendon d'Achille et la malléole

externe part une incision qui passe à un centimètre au-
dessous de celle-ci, remonte sur la face dorsale du pied
jusqu'au niveau de l'articulation astragalo-scaphoïdienne,
puis rétrograde vers la malléole interne de manière à
former un petit anglé ouvert en avant. Le couteau, ra-
mené sur la face plantaire, trace sur celle-ci une incision
légèrement convexe en avant qui coupe la plante transversalement au niveau de l'apophyse du 5ᵉ métatarsien
et, arrivée sur le bord externe du pied, remonte obliquement vers le point de départ. L'incision intéresse du premier coup toutes les parties molles jusqu'aux os. Mettant
ensuite le pied dans l'extension forcée, on sent la tête de
l'astragale : on ouvre l'articulation astragalo-scaphoïdienne, puis on attaque le ligament interosseux par le
côté externe. Nélaton recommande fort justement de
faire la dissection du lambeau plantaire le plus près
possible des os, surtout à la face interne du calcanéum.
Le procédé de Verneuil diffère du précédent en ce que la
plante du pied est incisée obliquement et non transversalement. L'incision partie du tubercule externe du calcanéum passe à deux ou trois centimètres au-dessous de
la malléole péronière, puis à deux centimètres en arrière
et en dedans de l'apophyse du cinquième métatarsien ;
de là elle gagne le dos du pied, sur lequel elle décrit une
courbe à convexité antérieure située en avant de la saillie
de la tête astragalienne, est conduite sur la partie moyenne
du premier cunéiforme, puis très obliquement sous la
plante pour rejoindre son point de départ.

Lisfranc en 1846 et Maisonneuve en 1849, ont coupé le
ligament interosseux par le côté interne. C'est M. Ver-

neuil qui le premier insista sur la nécessité de l'attaquer par le côté externe *(Thèse de Bourdette, 1852).*

Les deux derniers procédés, dérivés de la méthode ovalaire, sont évidemment bien supérieurs à tous ceux qui les ont précédés et même à celui de Malgaigne, dont le lambeau interne, petit et étroit, s'adapte assez difficilement sur la tête de l'astragale. M. Perrin, dans le but « de donner assez d'ampleur au lambeau pour que la tête de l'astragale soit facilement recouverte en avant, non pas par les parties molles insuffisamment protectrices de la région dorsale, mais bien par la plante du pied », a modifié le procédé de Verneuil en donnant au lambeau plantaire des dimensions beaucoup plus grandes. Son incision part en arrière du bord externe du tendon d'Achille, passe à 3 centimètres de la pointe de la malléole externe et aboutit à l'extrémité postérieure du 5ᵉ métatarsien. De ce côté elle se recourbe en dedans sur lo dos du pied, croise le bord interne au niveau de l'article cunéo-métatarsien et traverse la plante pour rejoindre l'incision externe à 2 centimètres en arrière du 5ᵉ métatarsien. On obtient ainsi un lambeau à large base, à doublure épaisse, très bien nourri, bien apte, par conséquent, à fournir un excellent moignon.

C'est ce procédé que le docteur Vautrin et moi avons mis en usage, et qui nous a donné d'excellents résultats. C'est celui qui mérite le nom de *procédé de choix.* Quand il devra se contenter du strict nécessaire, le chirurgien aura recours au procédé à lambeau interne et plantaire si bien décrit par M. Farabeuf dans son *Précis du manuel opératoire,* 1885, p. 493.

M. Blum, professeur agrégé à la Faculté de Paris, consacre un chapitre de son ouvrage *(Chirurgie du pied, Paris 1888)* à l'étude de l'amputation sous-astragalienne. Il décrit les principaux procédés opératoires mis en œuvre et donne la préférence à celui de Roux. Malgré les avantages attribués par Legouest à l'opération de Malgaigne et énumérés par M. Blum, à savoir : le non-renversement du moignon, la large base de sustentation, la diminution minime de longueur du membre, il faudrait reconnaître à la sous-astragalienne les inconvénients suivants : la face inférieure de l'astragale est dirigée de haut en bas et d'arriére en avant, par conséquent, c'est la tête de cet os qui supporte principalement le poids du corps. Le tibia, n'étant plus perpendiculaire à la poulie astragalienne, tendrait à glisser en arrière d'elle comme dans la luxation du pied en avant ; de plus, la pression sur la tête de l'astragale l'exposerait à la carie et à des ulcérations du moignon. M. Blum rapporte avoir récemment amputé de la jambe un individu qui avait, deux ans auparavant, subi l'amputation sous-astragalienne à la suite d'un écrasement du pied et dont le moignon portait à la partie externe et inférieure, où s'exerçait le maximum de pression, une ulcération du diamètre d'une pièce de 2 francs. M. Blum n'eut qu'une fois l'occasion de pratiquer la sous-astragalienne : il se servit du procédé Malgaigne. Le résultat fut bon.

Quelques considérations sur la physiologie de la marche comparée chez les amputés dans l'article médio-tarsien et chez les désarticulés sous-astragaliens, nous rendront bien compte de la supériorité de l'opération de

Malgaigne sur celle de Chopart et forceront, je l'espère, à reconnaître que la sous-astragalienne pratiquée avec un large lambeau interne et plantaire est une excellente opération dont on s'est bien à tort exagéré les difficultés.

Pour la marche, le pied a besoin de reposer sur le sol par trois points au moins dits de sustentation. Or, après l'amputation de Chopart, les deux points principaux seront : le talon, d'une part, et son apophyse antérieure d'autre part ; et encore, pour que celle-ci touche le sol, l'arrière-pied doit-il basculer un peu plus en avant qu'à l'état normal. Le troisième point, mécaniquement nécessaire, sera représenté par la tête de l'astragale, éloignée du sol par la hauteur de la cambrure du pied. Si cette tête de l'os vient au contact du sol, il faut une rotation de l'arrière-pied en dedans ou une subluxation de l'os sur le calcanéum. La rotation en valgus ou l'affaissement de la partie antérieure de l'astragale ne peut se produire qu'en raison d'une élévation de sa partie postérieure. D'où premier degré de déformation qui sera maintenue par le tendon d'Achille. Peu à peu le 1er point de sustentation s'éloignera du sol et le pied ne reposera plus sur celui-ci que par le moignon. Au lieu d'un triangle de sustentation nécessaire à l'application de l'arrière-pied sur le sol, le malade n'aura plus besoin pour la marche sur son moignon que d'un seul point très élargi et représenté par les têtes du calcanéum et de l'astragale venues sur le même plan.

En un mot, après le Chopart, l'effondrement de la clef de voûte du pied est nécessaire, et le déplacement de l'astragale amène l'élévation du talon et la marche sur le moignon.

Voyons ce qui se passe après la sous-astragalienne.

La surface osseuse en contact avec le sol est irrégulière et formée de deux parties principales séparées par une rainure, mais elle est horizontale. Les creux qu'elle présente seront comblés ultérieurement par du tissu fibreux formant coussinet, de sorte que le moignon appuiera sur le sol par une surface et non par des saillies séparées par des dépressions très larges, comme après le Chopart.

En plus, il ne s'agit ici que d'un os et non de deux os superposés et placés pour ainsi dire de champ l'un au-dessus de l'autre.

En examinant avec soin la manière dont se composent les forces représentant les fractions du poids du corps qui pèsent sur chacun des points de sustentation précédemment nommés, on arrive aisément à constater que le point d'application de cette résultante totale est en un point intermédiaire au talon et à la ligne des têtes et en dedans de l'axe du calcanéum. Cette force a donc pour but de faire basculer l'astragale en dedans du calcanéum et de l'abattre sur le sol.

Au contraire, après la sous-astragalienne le poids du corps se transmet perpendiculairement de la jambe au sol, sans décomposition de forces. La mobilité de l'astragale dans l'articulation tibio-tarsienne, loin d'être un obstacle à la marche, est une garantie de son intégrité après la cicatrisation.

Le docteur Vautrin a observé un cas où, par suite de

l'existence d'un mal perforant à la partie externe du
pied, le malade était forcé de marcher sur le bord interne,
en valgus. Il fit l'amputation sous-astragalienne et trouva
l'astragale luxé, tourné en dedans, c'est-à-dire en rotation autour de son axe et en déviation autour d'un
axe vertical : le malade guérit très bien dans cette position en apparence vicieuse de l'astragale, et son moignon
ne laisse rien à désirer.

On a parlé de l'action du tendon d'Achille, de son rôle
dans l'élévation du nouveau talon, je crois à tort. La déformation en question me semble plutôt tenir à ce que
les malades, pour éviter un raccourcissement réel, allon-
gent l'astragale dans l'axe du membre et finissent par
marcher sur la tête de l'os. Une bonne chaussure pro-
thétique évitera cet accident.

Est-il nécessaire dès lors de réséquer la tête de l'astragale ? Cette précaution me paraît inutile ; la marche sur
un moignon étroit est fatigante, peu commode chez les
bipèdes. Cherchons donc à augmenter la surface de sustentation, et pour cela laissons l'astragale avec toute sa
longueur, nous nous rapprocherons ainsi de la normale
en obtenant encore un pied rudimentaire.

Le docteur Vautrin eut l'idée de laisser au bout de l'astragale le scaphoïde pour allonger encore le pied sans
quitter la parfaite horizontale, mais la malade a succombé
à une affection intercurrente et il n'a pu vérifier les avantages de ce procédé qu'il se réserve de reprendre.

Les considérations qui précèdent suffisent, je pense,
à faire comprendre pourquoi le renversement du moignon
ne se produit pas après la sous-astragalienne, tandis

qu'il est, au contraire, très fréquent après le Chopart, comme tout le monde le sait.

Vous aurez beau pour cette dernière opération tailler un magnifique lambeau plantaire auquel vous en suturerez même un autre dorsal : certes l'astragale et le calcanéum seront parfaitement recouverts, la cicatrisation pourra s'opérer dans les meilleures conditions ; eh bien, ne vous hâtez pas d'enregistrer un succès, car bien souvent le moignon se renversera, soit dès les premiers pas du malade, soit au bout d'un temps plus ou moins long. Ce renversement se produira dans l'extension forcée, le calcanéum ne touchant plus le sol par ses tubérosités postérieures, mais par son extrémité antérieure non soutenue : l'astragale lui-même obéira souvent à ce mouvement de bascule, sa tête s'abaissera, déprimera la cicatrice et supportera finalement le poids du corps. Ce résultat fonctionnel déplorable a mis souvent le chirurgien dans l'obligation de pratiquer une nouvelle amputation, la marche étant devenue non seulement difficile, mais encore douloureuse. Quelle est donc à peu près la fréquence de ce renversement dont les causes nous sont déjà connues ?

M. Perrin cite à cet égard quelques chiffres empruntés à différents auteurs et qui, s'ils ne représentent pas une statistique complète, permettent, du moins, de se faire une idée de la fréquence de l'accident signalé après la désarticulation médio-tarsienne. C'est ainsi que sur 31 opérations dont les résultats ont été publiés par les auteurs français, 14 fois seulement la marche fut possible, et encore 4 fois avec le secours d'un talon élevé,

Le relevé de Bœckel *(Thèse de concours*, Strasbourg, 1857) donne des résultats à peu près semblables, puisque sur 31 cas réunis par lui, le renversement a été observé 16 fois.

Weber et Michel, cités également par M. Perrin, ont mentionné le renversement chez 32 opérés sur 82. Michel lui attribue une fréquence de 37 0/0. Enfin, dans la statistique de Frémert, il figurerait dans la proportion de 33 0/0.

Dans celle de M. Gross qui comprend 64 observations, il s'est produit 15 fois, soit 25 0/0.

A ces chiffres, relatés par le professeur du Val-de-Grâce, je n'en trouve point de nouveaux à ajouter provenant de statistiques plus récentes et plus complètes : ils permettent de juger de la fréquence de l'accident signalé.

Sans nier d'une façon absolue le rôle que la plupart des auteurs ont attribué à l'action des muscles postérieurs dans l'ascension du talon après l'amputation de Chopart, je suis tout disposé à la restreindre considérablement, et cela, d'une part, parce que l'étude des phénomènes mécaniques de la marche chez les opérés l'explique dans une large mesure ; d'autre part, si le tendon d'Achille était si puissant à produire l'élévation du calcanéum, on devrait toujours le trouver rétracté, ce qui n'est pas le cas ; et, lorsque cette rétraction existe, la ténotomie devrait parer au renversement du moignon, ce qui n'a pas lieu.

Le jambier postérieur et les fléchisseurs, dont les attaches n'ont pas été sectionnées très haut, peuvent assurément se réunir au lambeau et solliciter le moignon à se renverser, tandis que les muscles antérieurs, seuls capables de lutter contre cet effet, se sont rétractés davantage, ayant été sectionnés plus haut, et leur rôle d'antagonistes se trouve de ce fait supprimé. D'où le conseil donné par quelques auteurs de suturer leurs tendons au lambeau, précaution qui ne saurait être nuisible assurément, mais qui n'empêchera pas le renversement de se produire, si elle en atténue toutefois les effets, car l'atrophie des muscles postérieurs se produit tout aussi bien que celle des antérieurs.

Pour toutes les raisons qui précèdent, la sous-astragalienne doit être considérée comme bien supérieure à sa rivale. Il ne s'agit, pour s'assurer toutes chances de succès, que de confectionner un bon lambeau, large, épais, bien nourri.

Les mesures prises pour le lambeau (opération assimilée à la méthode ovalaire de Michel), on en taillera les contours le plus profondément possible, tout de suite sur les faces dorsale et plantaire : le lambeau supérieur sera disséqué sur une hauteur de 2 centimètres environ : aux faces interne et plantaire du calcanéum le couteau rasera les os, glissant toujours parallèlement aux tendons qu'il faut à tout prix ménager, sous peine de blesser les vaisseaux et les nerfs.

Le docteur Vautrin a employé ce procédé dont on pourra suivre les différents temps à la lecture des trois observations que nous rapportons telles qu'il nous les a communiquées. C'est aussi la méthode que j'ai employée dans l'observation qui m'est personnelle.

Obs. I. — G... journalier, quarante-neuf ans, porte aux deux pieds des maux perforants, mais au pied gauche ces lésions sont beaucoup plus intenses ; a déjà subi autrefois l'amputation métatarso-phalangienne des gros orteils des deux pieds pour maux perforants. Malade quelque peu alcoolique, non syphilitique. Urines saines. Pas d'affection organique récente ou ancienne.

Au pied droit, mal perforant sous la tête du premier métatarsien.

Au pied gauche, deux maux perforants, l'un sous la tête du premier métatarsien, l'autre à la partie postérieure du cinquième métatarsien. Travail et position debout impossibles.

A l'entrée du malade, je constate que le pied gauche est tuméfié généralement et porte deux ulcérations : l'une de la largeur d'une pièce de cinq francs et en cratère, remplie de sanie purulente et profonde : on sent au fond le premier métatarsien. L'autre ulcération, moins grande mais aussi profonde, va jusqu'à l'os.

La sensibilité des téguments est très diminuée, toutefois l'épingle est sentie au contact.

Le malade souffrant de ces deux ulcérations portait depuis un certain temps le pied en dedans pour éviter la pression sur le sol. De là déformation en valgus avec subluxation de l'astragale.

Je propose au malade l'amputation partielle du pied gauche.

Opération le 31 juillet 1888. — Amputation sous-astragalienne par le procédé de J. Roux modifié. Incision partant du bord externe du tendon d'Achille, passant à cinq centimètres au-dessous de la pointe de la malléole externe, à deux centimètres en avant de la tête de l'astragale jusqu'à la partie antérieure du premier cunéiforme, de là transversalement jusqu'à la partie médiane de la plante, puis obliquement jusqu'au point de départ de l'incision. Le lambeau est libéré dans sa partie externe et antérieure. Je plonge le couteau à plat dans la dépression interne séparant les deux articulations astragalo-calcanéennes jusqu'à l'autre côté des deux os et je coupe transversalement les tendons. Un deuxième coup de couteau ouvre l'articulation astragalo-scaphoïdienne en coupant les ligaments sur son pourtour. Un troisième coup de couteau sectionne le ligament latéral externe de l'article tibio-tarsien, et je puis faire luxer le pied en dehors. J'en profite pour couper, de la pointe et en rasant l'os, le ligament interne. Dès lors, je puis détacher le tendon d'Achille suivant les préceptes ordinaires. Ceci fait, je procède au décollement des parties tendineuses et musculaires de la plante, en renversant de plus en plus le pied en dehors en rasant les os. Mon lambeau est alors constitué.

Comme j'avais placé l'Esmarch, l'hémostase est longue (signe d'une circulation défectueuse). Je trouvai l'astragale luxé en dedans et en rotation autour de son axe antéro-postérieur. Suture du lambeau avec drain à l'angle postérieur de la plaie. Pansement compressif à l'iodoforme et au coton antiseptique.

Le suintement sanguin continue abondamment. Le malade, d'un état général mauvais, est déprimé. La fièvre traumatique est assez vive, 38°5, et la diarrhée survient. Après huit jours, tous ces phénomènes disparaissent et l'appétit renaît. Avant la fin de la première quinzaine, je me décide à lever le pansement, non pas que le malade ait de la fièvre, mais parce que la suppuration me paraît abondante et le moignon un peu douloureux. Les parties sont en bon état, mais il y a un petit clapier en arrière que le tube suffit à évacuer.

Tous les deux jours on fait le pansement et vers le trentième jour la réunion est complète. Le tube est enlevé, fin d'août. L'état général est excellent.

Le malade se lève le 12 septembre et marche sur son moignon sans gêne ni douleur. Il appuie franchement sur le lambeau et la rotation de l'astragale ne gêne en rien la marche. Le moignon est mobile, les extenseurs et fléchisseurs de la jambe le manœuvrent aisément et sans douleur. Point particulier : j'avais pratiqué l'ablation du mal perforant du pied droit par excision simple, à cause du peu de profondeur de la lésion. Le malade était guéri de son amputation quinze jours avant de l'être de son excision au pied droit.

Appareil construit sur moule.

Obs. II. — Femme. Trente-six ans, d'une santé antérieure

satisfaisante, mère de deux enfants, ayant souffert d'affections rhumatismales aiguës, à plusieurs reprises. Anémique. Sans lésion du cœur. Etait traitée par le docteur Schmitt, qui la fit entrer à l'hôpital.

Cette femme était atteinte de gangrène symétrique des extrémités. La maladie avait débuté au pied droit, intéressant les extrémités des orteils et déterminant des douleurs intolérables. Sous l'influence du traitement, le mal avait rétrocédé, puis avait repris avec plus d'intensité, gagnant la racine des orteils et le dos du pied.

Emaciée par la souffrance et la fièvre, par l'inanition, la malade demandait l'ablation du pied, ce que je proposai également. L'opération fut retardée quelques jours encore, mais apparurent alors des symptômes de septicémie aiguë avec frissons, vomissements, délire, température à 41°, pouls fréquent, cyanose. L'autre pied s'était pris dans l'intervalle. Je voulus intervenir et enlever le foyer d'infection, c'est-à-dire le pied droit. Ce n'était plus que sphacèle jusqu'à la région moyenne du métatarse. Les téguments de la partie externe du pied étaient cyanosés. Des traînées bleues remontaient jusqu'à la cuisse. Je trouvai un lambeau suffisant pour faire une sous-astragalienne. Je voulus même introduire un perfectionnement au procédé employé dans ma première observation, en laissant le scaphoïde : je pris pour cela deux centimètres de plus à la partie antéro-interne de mon lambeau, et tout fut dit. Le résultat me parut satisfaisant ; le moignon paraissait plus long et se rapprochait de la forme du pied. Malheureusement je ne pus arrêter la septicémie et la malade mourut le troisième jour après l'opération, après avoir profité d'un peu de calme après l'amputation.

Obs. III. — (Personnelle). T..., manœuvre, 32 ans, alcoolique. Aucun antécédent morbide. A eu dans la nuit du 3 au 4 mars 1889 les orteils gelés aux deux pieds. Il subit quelques jours après la désarticulation de tous les orteils. La cicatrisation est obtenue des deux côtés, mais, au bout de deux mois, le malade éprouve de violentes douleurs à l'extrémité de son moignon du côté droit, et entre à l'hôpital de Bruyères, porteur de deux ulcérations siégeant à ce niveau et ayant les dimensions, l'une d'une pièce de un franc et l'autre d'une pièce de cinq francs en argent. Le stylet conduit sur les têtes cariées des métatarsiens. Pansement iodoformé.

L'opération proposée au malade est refusée par lui. Il quitte l'hôpital et n'y rentre que dans le courant de juin. Les ulcérations ont gagné en largeur et en hauteur ; elles arrivent en contact sur le milieu de la face dorsale du pied.

L'opération de Lisfranc ne semblant pas devoir me donner une garantie suffisante au point de vue de l'ablation de toutes les parties osseuses malades, je propose la sous-astragalienne.

Opération le 27 juin 1890. Anesthésie chloroformique. Bande d'Esmarch. Procédé de J. Roux modifié (grande raquette de Maurice Perrin).

Un drain est placé par les angles postérieurs du lambeau. Pansement iodoformé.

Suites opératoires excellentes. Léger suintement par le drain qui est enlevé le 12e jour.

Réunion parfaite, excellent moignon.

Remarque. — L'examen du squelette du pied m'a prouvé que toute opération partielle eût été inutile, la nécrose ayant envahi les cunéiformes. L'opération de Lisfranc était donc impraticable et le choix restait entre le Chopart et la sous-astragalienne. Aucune hésitation ne m'a paru permise entre ces deux opérations, et bien m'en a pris, car cet opéré, revu plus de deux ans après sa sortie de l'hôpital, m'a présenté un moignon magnifique, muni d'une simple guêtre à talon plat et large, sur lequel il marche très facilement.

L'appareil de prothèse consistera en une simple bottine simulant le pied d'éléphant, confectionnée d'après le moule du moignon et se laçant sur la face antérieure ; le talon en sera très large, élevé de 2 à 3 centimètres (suivant le raccourcissement), et un coussin placé à l'intérieur.

Cette bottine facile à confectionner représente l'appareil du pauvre.

www.ingramcontent.com/pod-product-compliance
Ingram Content Group UK Ltd.
Pitfield, Milton Keynes, MK11 3LW, UK
UKHW020113100726
13658UKWH00005B/2133